# 说说胆囊那些事儿

主　编　刘京山

编　者　（按姓氏汉语拼音排序）

侯郑生　胡　海　李晋忠

刘京山　唐文雅　田伏洲

杨玉龙　于井波　张静喆

赵期康　周东海　周望先

朱星屹

北京大学医学出版社

SHUOSHUO DANNANG NAXIESHIR

图书在版编目（CIP）数据

说说胆囊那些事儿 / 刘京山主编 . -- 北京：北京
大学医学出版社，2018.5（2019.11 重印）
ISBN 978-7-5659-1725-7

Ⅰ.①说… Ⅱ.①刘… Ⅲ.①胆囊疾病－防治 Ⅳ.
① R575.6

中国版本图书馆 CIP 数据核字 (2017) 第 298308 号

**说说胆囊那些事儿**

主　　编：刘京山
出版发行：北京大学医学出版社
地　　址：（100191）北京市海淀区学院路 38 号　北京大学医学部院内
电　　话：发行部 010-82802230；图书邮购 010-82802495
网　　址：http：//www.pumpress.com.cn
E － mail：booksale@bjmu.edu.cn
印　　刷：中煤　（北京）印务有限公司
经　　销：新华书店
责任编辑：冯智勇　　责任校对：金彤文　　责任印制：罗德刚
开　　本：710 mm×1000 mm　1/16　印张：5.5　字数：66 千字
版　　次：2018 年 5 月第 1 版　2019 年 11 月第 4 次印刷
书　　号：ISBN 978-7-5659-1725-7
定　　价：20.00 元

# 胆囊疾病的防治

## （代序言）

胆囊疾病最常见的是胆结石和胆囊炎症。现代医学认为胆囊疾病的病因非常复杂，但大多与年龄的增长、性别和肥胖等有关。例如胆囊炎多见于35～55岁的中年人，女性发病较男性为多，尤以肥胖、多产、40岁左右的女性发病率较高。

随着人们生活水平提高，生活节奏加快，胆囊疾病的发病率呈逐年上升趋势，严重影响患者的身心健康。不良生活习惯也是导致胆囊疾病高发的重要原因，而且发病原因男女有别。不少女性喜欢餐后吃零食、不吃早饭，再加上多次妊娠、长期服用避孕药等，这些都是胆结石的诱发因素；而男性胆囊疾病患者大都喜欢喝酒及吸烟、经常熬夜、生活及工作压力大、容易烦躁易怒等。改变不良生活习惯，积极治疗和预防，胆囊疾病并不可怕。

大多数人对胆囊疾病的病因、诊断、治疗和防治知识了解不多，而且临床上有的患者治疗之后又复发，有的患者治疗不及时导致病情恶化，给患者身体、家庭都造成极大的影响。人们迫切地想了解胆囊疾病是如何发生的、胆囊疾病如何治疗以及胆囊疾病如何预防等知识。

胆囊疾病的治疗一般分为药物治疗和外科手术治疗。药物治疗的原则是对症治疗，如消炎止痛、平衡电解质等。外科手术则多通过腹腔镜微创治疗。

中医药在治疗胆囊疾病方面也有独特的作用，疏肝利胆、防石排石的中成药如胆宁片，对胆石病的防治效果显著，在临床上应用比较广泛。

我国著名的肝胆外科专家，腹腔（内）镜微创保胆领军人物，北京大学首钢医院刘京山教授在百忙之中组织编写了这本胆囊疾病科普教育书籍《说说胆囊那些事儿》。该书以问答的形式，用通俗易懂的语言，将胆囊疾病的病因、诊断、治疗和预防保健知识娓娓道来，在书中，刘教授结合自己丰富的临床经验，给患者提出了很多有益的建议，我们相信，《说说胆囊那些事儿》一定会在胆囊疾病科普教育中发挥重要作用。

黄帝内经说"上工治未病"，意思是好医生采取科学合理的措施防治疾病发生，并且防止既病进一步发展。治病救人是医者的职责，宣传疾病预防知识是医者的良心。我们欣喜地看到，越来越多的像刘京山教授这样的著名专家加入到健康知识科普教育的活动中来，这对患者是福音，对社会是文明进步的体现。

朱培庭

上海市名中医

上海中医药大学附属龙华医院终身教授

# 目　　录

# 第一章

# 隐藏的石头被发现

　　王阿姨体检时发现胆囊里长了结石，自己感到很惊讶。胆囊是个什么器官？胆囊里怎么会长出石头？为什么胃一直不舒服？胆囊结石对身体有危害吗？于是，她来到医院咨询专家。

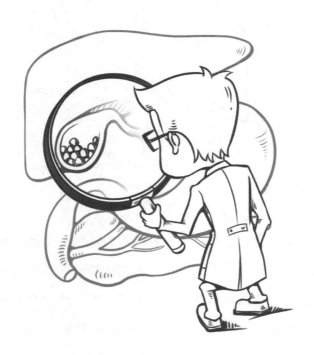

## 一、胆囊是一个什么器官？

　　胆囊是位于人右上腹部的一个器官，形状很像一个鸭梨，它的作用是储存和加工处理从肝分泌出来的胆汁。胆囊是一个空腔的器官，人的胆汁从肝分泌出来，经过胆管被运输到胆囊内储存、加工、浓缩。当我们进食后，特别是吃了油腻食物后，胆囊就会收缩，将胆囊内加工好的、能被我们肠道使用的胆汁排出胆囊，经胆管进入肠道，参与食物的消化。

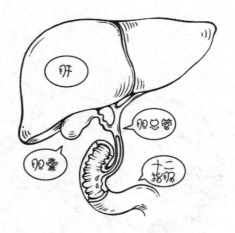

　　胆汁中有许多物质，这些物质有着奇妙的作用。比如，胆汁中含有能够消化脂肪的物质，人如果没有胆汁就无法消化脂肪。胆汁还有保护小肠黏膜的作用，使小肠黏膜免受胃酸的腐蚀。如果没有胆汁，就容易发生十二指肠的溃疡和出血。所以，胆囊对保护人体的健康有着重要作用。

## 二、胆囊有什么作用?

人的胆囊有很重要的作用,从人类的进化演变可以看出,我们人类许多无用的器官逐渐退化了,如毛发、尾巴等。而人类的胆囊在漫长的进化过程中依然存在,就说明胆囊是人类的重要器官。那么胆囊有什么作用呢?

1. 胆囊可以储存肝产生的胆汁

我们知道,肝是一天二十四小时不停地产生胆汁,而我们的肠道只有在进食后才需要胆汁,平时的胆汁就储存在胆囊里。

2. 胆囊可以浓缩、加工胆汁

肝二十四小时要产生 600~800 毫升的胆汁,而我们的胆囊的容量只有60~80 毫升,它是如何储存这么多的胆汁的呢? 胆囊还有一个作用,就是浓缩胆汁。它可以把稀薄的胆汁浓缩 40~60 倍,以备我们进食后排出胆囊,进入肠道参与食物的消化和吸收。

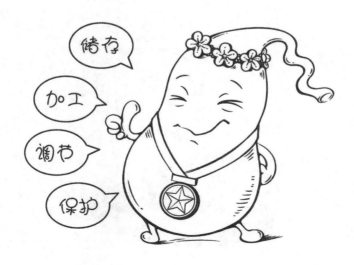

3. 调节胆道的压力

肝每天产生的大量胆汁，胆管里面是无法容纳的，必须要进入胆囊储存。这样才能使胆管内的压力平衡稳定。所以，胆囊有调节胆道压力平衡的作用。

4. 保护肠道的免疫功能

人类的胆汁中含有大量的免疫球蛋白，这是由胆囊分泌产生的。这种免疫球蛋白可增强肠道系统的免疫抗病能力。

# 三、胆囊结石是怎么回事?

胆囊结石是人的胆囊内产生的结石。那么胆囊内为什么会长结石? 这个问题要从胆汁是怎么产生的说起。我们知道，胆囊是储存和加工胆汁的器官，那么胆汁是从哪里来的呢? 我们体内的胆汁是从肝产生的，肝分泌出胆汁后，沿胆管流入到胆囊内进行加工、储存。胆汁中的主要成分是水，还有胆固醇、

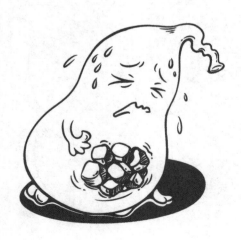

胆红素、胆盐、胆酸和一些金属离子如钙离子等。在正常情况下这些物质在胆囊内处于一种平衡的稳定的溶解状态，不会产生沉淀。但是如果这种平衡一旦被打破，胆汁中某些物质就会产生沉淀、析出，形成沉渣。久而久之，这些沉渣就越积越多、越来越大，最终就形成了结石。比如当我们进食油腻、高胆固醇类物质过多时，经过肝排泄出的胆汁中胆固醇就会增多，胆汁中的胆固醇过多，也会产生沉淀，形成胆囊的胆固醇结石。

## 四、哪些人易患胆囊结石?

胆囊结石是多发病、常见病。根据卫生部门统计，胆囊结石在国内总体发病率已达到 10% 以上，在大城市人群中的发病率更高，已经达到 15%。胆囊结石的发生与人体的胆汁代谢有关。有些人胆汁的成分不平衡，导致容易在胆囊内形成结石。比如胆汁中缺少胆酸成分，就容易使胆汁中的胆固醇结晶形成结石。

胆囊结石可能与下列因素有关：

1. 与进食过多高脂肪、高胆固醇食物有关。

有些人偏好高脂肪、高胆固醇的食物，比如油炸食品、动物内脏、动物脂肪等。这些食物中含有过多的胆固醇和过饱和脂肪酸，它们经肠道吸收进入血液，到达肝，胆汁中胆固醇含量就会增多。这些过多的胆固醇就会在胆囊中结晶、沉淀，形成胆固醇结石。这是胆囊结石的重要诱因。

2. 与某些疾病有关。

某些疾病也会诱发胆囊结石的产生，比如糖尿病。糖尿病是一种全身

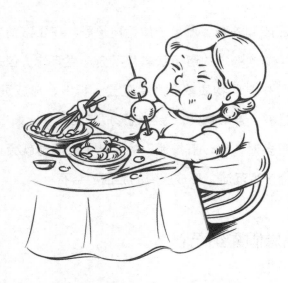

性的代谢性疾病，不仅引起糖的代谢异常，还严重地影响人体胆固醇的代谢，使人的胆固醇分泌、吸收和排泄产生紊乱异常。这些异常也会导致胆囊结石的发生。

3. 与性别、年龄有关。

我们发现胆囊结石的病人以四十岁以上女性多见。在女性，特别是四十岁以上的女性，已进入更年期，雌激素的代谢发生变化，而雌激素与胆固醇代谢、脂类代谢有密切的关系。当代谢改变时就会明显增加患胆囊结石的风险。

# 五、得了胆囊结石会有什么不适？

胆囊结石是胆囊里的石头，它会产生一系列的不适症状。患胆囊结石的病人，由于结石在胆囊里刺激摩擦胆囊壁，会引起右上腹胆囊区及上腹部的不适，还常常引起右侧背部隐痛。一般都是进食后发生，特别是晚餐后2～3小时疼痛不适最明显，进食油腻食物后更为严重。由于胆囊功能障碍影响到胃肠道的消化功能，常常引起胃胀、打嗝、腹泻等消化不良的症状。有时还会引起急性发作的腹痛。一般都是进食油腻食物后由于胆囊收缩，引起结石嵌顿在胆囊出口处，导致胆囊痉挛，缺血，肿胀，梗阻。此时会引起剧烈的腹部胀痛，发生急性胆囊炎。甚至引起胆囊化脓穿孔，引起急性腹膜炎，出现发热、恶心、呕吐等一系列症状。

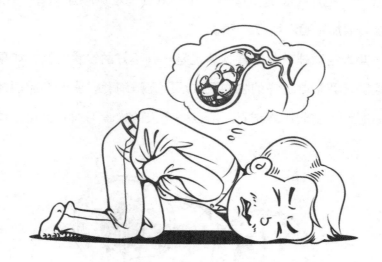

## 六、胆囊结石与饮食习惯有关吗？

胆囊结石与饮食习惯关系密切。胆囊结石的患者往往都是有一些饮食的偏好，因为现在人胆囊结石大部分都是胆固醇结石，而胆汁中的胆固醇除人体代谢产生外，食物中的胆固醇也起着重要作用。某些食物中含有比较多的脂肪和胆固醇成分，比如动物脂肪、动物内脏、蛋黄以及油炸食品和奶油等。食用这些食物除供给了人体的营养外，同时也摄入了过多的脂肪和胆固醇，势必导致胆汁中胆固醇含量增加，而诱发胆囊结石。

　　某些不良的饮食习惯也与胆囊结石有关。有些人有不吃早餐的习惯，这是一种不良的习惯，我们设想一下，如果一个人晚上六点钟吃晚餐，第二天不吃早餐，要到第二天中午吃午餐，这其中十几个小时不进食。人不进食胆囊就不会收缩，胆汁在胆囊内储存十几个小时，难免胆汁中有一些沉积物，长此以往就会增加患胆囊结石的风险。

　　还有一些人喜欢睡前吃夜宵，这也是一种不好的饮食习惯。如果我们吃完夜宵就睡觉，我们吃进去的食物吸收后就无法消耗，脂肪和胆固醇就会进入肝排泄到胆汁中引起胆囊结石。所以一个人的饮食习惯对维持人体和胆囊

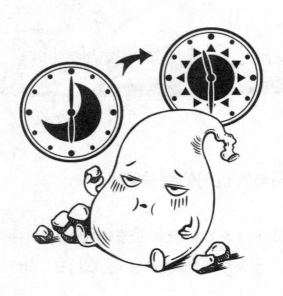

的健康至关重要。要养成健康的生活习惯，一日三餐定时适量，不要过多摄入高脂肪、高胆固醇食物。

## 七、为什么有人把胆囊结石引起的不适当作胃病？

患了胆囊结石会引起一些不适，这些不适有时会与某些疾病相混淆。由于胆囊的神经与胃肠神经是同一交感神经，往往会引起上腹部不适。一般人会觉得胃部不适、疼痛，所以有些人认为是胃病，由此延误胆囊结石的诊断，以至于胆囊病变不断加重，错过了最佳治疗时机。我们提醒大家，如果最近有上腹部不适的症状，不要大意，要到正规医院找医生诊治。做一个 B 超检查，就能明确是否有胆囊结石。

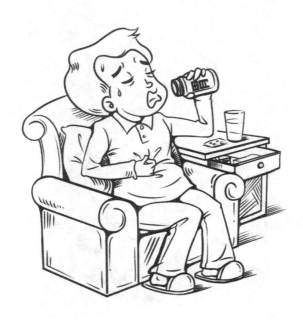

## 八、胆囊结石会有哪些危害?

胆囊结石对人体健康的影响是很大的，由于结石对胆囊的刺激，会引起胆囊的慢性炎症，胆囊壁水肿增厚，严重影响胆囊的功能，进而影响胆汁的排泄和储存，产生消化不良，使胃肠道对营养物质的吸收减弱。由于进食后产生不适，有些人会因此不敢进食，引起营养不良。胆囊结石长期刺激胆囊壁使胆囊壁增生，患胆囊癌的风险会增加。胆囊结石犹如体内的定时炸弹，随时有可能急性发作，需要做急诊手术切除胆囊，特别老年人急诊手术，会明显增加手术风险。若胆囊结石排出胆囊进入胆总管会引起胆总管结石，导致胆总管梗阻，胆汁无法排入肠道，胆汁淤积在胆管内产生梗阻性黄疸，这是更严重的合并症，有时会危及生命。

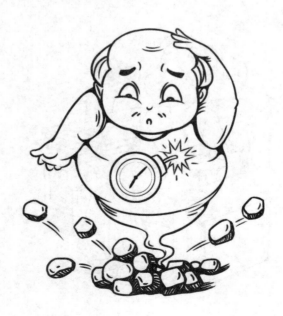

# 九、患了胆囊结石如何治疗？

患了胆囊结石应该到正规医院治疗。有些胆囊结石患者得病的初期往往没有特殊不适，而忽略了治疗，当几次发作疼痛后才引起重视，此时胆囊结石已较严重，增加了治疗的风险和难度。我们提醒胆囊结石患者，一旦发现胆囊里长了结石要尽快治疗，以求达到最好的治疗效果。

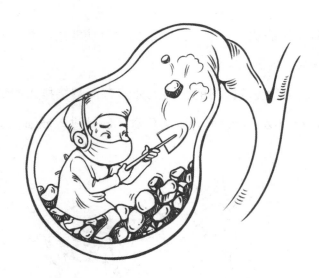

目前治疗胆囊结石有保守治疗和手术治疗两种治疗方式，保守治疗主要是控制饮食，进清淡少油的饮食，同时服用一些消炎利胆的药物，但此种方法只适用于不适合手术和无法手术的病人，以及手术前的准备。

大部分的胆囊结石病人适合手术治疗，这是治疗胆囊结石最有效的方法。目前有两种方法，一种是腹腔镜下胆囊切除手术，由于切除胆囊会引起消化不良、胆总管结石、腹泻等一些不适，胆囊切除手术仅适用于胆囊无法保留的患者。目前治疗胆囊结石的新方法是内镜微创保胆取石术，它能够取出胆囊内的结石，又保留了胆囊，是符合人体生理功能的手术。内镜微创保胆手术使用目前最先进的电子胆道镜，用微创的方法，仅在腹壁戳2~3个孔，既可取出胆囊内的结石，又不切除胆囊，达到了保留器官、去除疾病的目的。

## 十、胆囊切除对人体有什么影响？

既然胆囊有重要的功能，就不要轻易切除有功能的胆囊，一旦切除胆囊会对人体产生一系列的影响。

1. 胆囊的缺失会使肝分泌的胆汁无处储存而直接排入肠道，由于肝是二十四小时不间断分泌胆汁，胆汁就会源源不断地进入肠道，这些没有经过

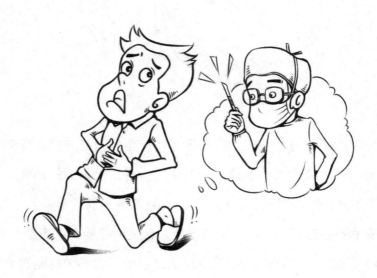

胆囊处理的胆汁，二十四小时不停地排入肠道，而消化道没有食物时是不需要胆汁的，这样就会引起胆汁在肠道内淤积，刺激胃肠道反向蠕动，将胆汁排入胃甚至食管，就会产生口苦、胃灼热（烧心）的感觉，这种情况我们称它是反流性胃炎及反流性食管炎，严重影响病人的生活质量，甚至导致癌症的发生。

2. 胆汁不间断排入肠道，刺激肠道的蠕动引起腹泻。

3. 虽然切除了胆囊，但结石会在胆管内产生，引起更为严重的胆管结石。

4. 肠道长期受到没有经过胆囊加工的胆汁刺激，会使结肠的黏膜细胞增生，长此以往会使结肠癌的患病风险增加。

5. 由于胆囊的缺失，胆道失去了调节压力的器官，会使胆管内的压力增加，产生上腹胀满不适。

# 第二章

# 有了胆石乱投医，伤财又害己

　　李叔叔在一次体检中发现胆囊长了石头。他听周围的人讲有一种保健品专治此病，吃了就能将石头排出来。于是，李叔叔买了许多这种保健品，吃了一个多月。有一天他忽然觉得肚子疼得厉害。皮肤和尿也变得很黄。他只好去当地医院就医。经检查医生告诉他患了胆囊、胆管结石合并胆管炎。听到这个消息，李叔叔很吃惊："我是胆囊长的石头，胆管怎么又长石头呢？"大夫问他最近吃了什么药。李叔叔如实说了自己最近吃保健品的事情……

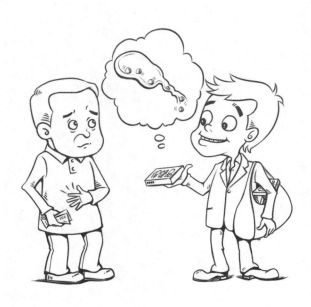

李叔叔这种情况是由于胆囊结石没有及时正规治疗，导致结石排到胆管里，堵塞了胆管，引起胆管发炎，是一种比较危险的情况，若不及时治疗有可能发生败血症、休克、胰腺炎，甚至有生命危险。

## 一、得了胆石症怎么办？

我们一旦检查出胆结石，首先一定要及时到正规的医院去治疗，不要以为没有不适就不治疗。因为胆囊结石就像隐藏在我们体内的定时炸弹一样，不发病时没有任何症状，一旦胆石症发作，就会引起严重的后果，治疗起来也会增加许多风险。

其次，得了胆石症，不要相信各种偏方及保健品来治疗，这些方法是不能治疗疾病的。

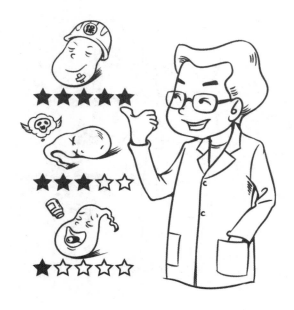

## 二、胆石症的治疗方法有哪些?

目前治疗胆囊结石的方法主要包括手术治疗和药物治疗。

手术治疗是治疗胆囊结石最有效的方法。有两种手术方法:

一种是内镜微创保胆手术。这种手术方法是使用内镜,采用微创的方法,只把胆囊里面的结石取出,不切除胆囊。这种手术的特点是:既取出了结石,又保留了人体的重要器官——胆囊,是目前治疗胆囊结石最好的方法之一。

二是胆囊切除手术。这种手术虽然也是微创,也是使用内镜,但是切除了人体宝贵的器官——胆囊。只是适用于胆囊病变严重,已经无法保留胆囊的患者。

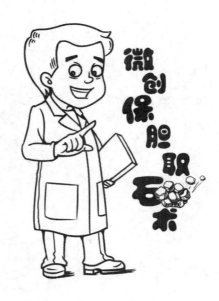

微创保胆取石术

药物治疗是治疗胆囊结石最基础的治疗。它可以缓解胆囊结石引起的不适，比如腹痛、腹胀、消化不良等，也能够减少胆囊结石急性发作的风险。但是药物治疗不能根除胆囊结石，不是彻底的方法，只适用于身体状况差、不适合手术的胆石症患者。

患了胆囊结石还是要手术治疗。可以在没有发作前胆囊病变最轻微的时候选择内镜微创保胆手术。一旦胆囊结石急性发作要尽快到正规医院去治疗，千万不能耽误。

提醒大家：患了胆囊结石切忌胡乱投医，千万不要相信那些偏方排石的不科学的方法，那样只能加重病情，损伤身体，一定要到正规医院听从医生的建议来治疗。

## 第三章

# 一粒石头，让我失去了胆囊

小李患胆囊结石5年多了，从来没有症状。B超检查结石也不大。尽管医生建议他手术治疗，但是他一直很忙，自己没啥不适，石头也小，觉得等石头长大了再治也不迟。所以一直没治疗。这天晚上，小李请几个朋友吃完饭，感觉很累，于是倒头就睡。半夜，小李肚子疼得厉害，汗珠大滴大滴往下掉，无奈叫了急救车送到医院。检查结果是胆囊结石嵌顿、急性胆囊炎、胆绞痛。晚上，小李做了急诊胆囊切除术，经过一段时间的治疗出院。

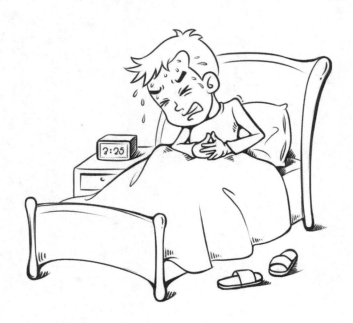

## 一、没有症状的结石可以不治吗?

据统计我国胆囊结石的患病率已达 10%，而且随着生活水平的提高，高胆固醇饮食摄入的增加，胆囊结石的患病率还在增加。随着病程的发展，结石的逐渐增多、增大或在某种诱因的条件下，病人会出现症状，如腹胀，胃部不适，上腹部隐痛；严重者可出现突发上腹部绞痛；再严重者可出现高热寒战，胆囊积脓，胆囊穿孔。小的胆囊结石被排到胆管内就会出现梗阻性黄疸、急性化脓性胆管炎、急性胰腺炎等并发症。由于结石的长期刺激，会引起胆囊萎缩、钙化，而钙化性或瓷样胆囊病人中，有一小部分人会导致胆囊癌。所以没有症状的胆囊结石并不是不需要治疗，尤其比较小的胆囊结石，更容易嵌顿在胆囊管处而突发胆绞痛，像小李那样就很被动。对没有症状的

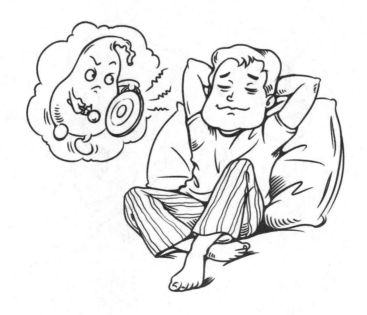

胆囊结石一定要注意自己的饮食起居，在观察和随诊的同时，也要给予适当的预防治疗，所谓的"既病防变"，如可口服胆宁片，以起到疏肝利胆、解痉的目的，防止结石的进一步增大。

## 二、胆囊结石越小影响就越小吗?

很多病人都有小李一样的想法，认为胆囊结石小，对身体影响不大，其实泥沙样结石或比较小的结石，更容易引发胆绞痛。由于胆囊的强烈收缩，结石容易卡在胆囊管里，胆囊内就会产生很高的压力，胆囊壁的血液供应减少或停止，造成胆囊黏膜的损害，细菌就很容易进入并产生大量毒素引起胆囊壁坏死，甚至穿孔。有的小结石被挤进胆总管内，引起胆管梗阻，导致化脓性胆管炎、肝脓肿、急性胰腺炎;有的结石长期在胆总管下端，刺激造成慢性炎

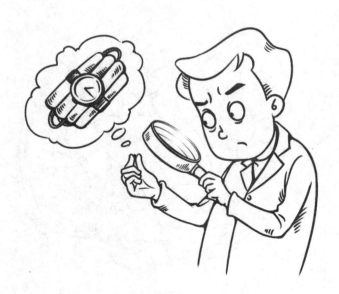

症、狭窄，使这个像阀门一样的特殊结构被破坏，那将是终身的后遗症。尤其是同时伴有高血压、糖尿病、心脏病的病人，尽管没有症状，最好还是尽早手术治疗。胆囊结石一旦急性发作往往需要急诊手术，风险会大大增加。

## 三、急性胆囊炎是怎么回事？为什么引发如此强烈的腹痛？

急性胆囊炎，顾名思义就是胆囊有炎症了。多表现为上腹部胀痛不适，病情加重有可能出现绞痛，常以夜间发作为多，饱食、进食油腻食物常诱发发作，伴有恶心、呕吐等消化道症状，病人常不能忍受而急诊去医院求治。

急性胆囊炎和胆囊结石关系密切，胆囊炎症是结石直接损伤胆囊黏膜引起，胆汁淤滞造成细菌繁殖而引起胆囊感染。由于胆囊结石移动至胆囊管附

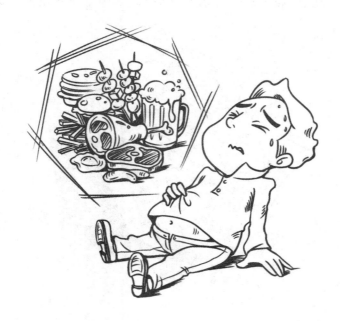

近时，可嵌顿于胆囊颈部或堵塞胆囊管，造成胆汁排出受阻，胆囊内压力增高，胆囊血运受到障碍，胆囊黏膜受损；再者细菌多由胆道逆行进入胆囊，或经血液循环或淋巴途径进入胆囊，造成感染。

由于胆囊中胆汁流出不畅，胆囊收缩还要排出胆汁，这样胆囊内压力不断上升，胆囊出现肿大，牵涉到胆囊壁上的神经则出现疼痛，如果梗阻不能缓解就会出现阵发性绞痛，且可放射至右侧肩部、肩胛及背部。病人难以忍受，辗转反侧，以至于紧急求治。

## 四、什么情况下胆囊要切除?

得了胆囊结石一般都需要手术治疗。那么什么情况下需要切除胆囊呢?一般急性胆囊炎胆绞痛经非手术治疗 72 小时之内不能缓解的；出现发热发

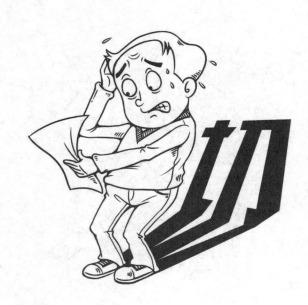

冷；胆囊长期梗阻，积液、积脓；胆囊炎症反复发作，胆囊壁增厚；反复疼痛影响正常工作和生活，经检查胆囊功能丧失的；胆囊壁钙化或瓷样改变的；急性胆囊炎致胆囊穿孔者；胆囊息肉恶变的，都需要切除胆囊。

## 五、胆囊切除后还要继续服药吗?

很多患者认为胆囊切除了，就不会再得胆囊炎和胆石症了，自然也不需要治疗了。其实不然，大多数患者切除胆囊都是因为胆囊炎急性发作时而切除的，所以同时都存在不同程度的胆道感染，还有些患者既往就患有慢性胆道炎症，而且成石原因没有去除，胆道系统再生成结石的风险依然存在，此类病人大多有脂肪肝，也是胆道再长结石的因素，术后胆汁的流量、浓度不足，会导致病人的一系列消化道症状。所以术后有必要口服一段时间消炎利

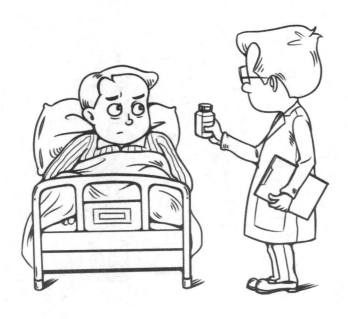

胆的药物，如胆宁片等。胆宁片是治疗胆石症、慢性胆道感染的常用药物。它是以中医的"六腑以通为用"为治疗原则。经临床研究证实，胆宁片具有显著缓解慢性胆道感染、增加胆汁流量以及解痉镇痛作用，还能有效治疗脂肪肝，改善肝功能而防止结石的发生。

## 六、胆囊切除手术后有哪些注意事项?

胆囊不得已切除，并不是说胆石症就治愈了。我们知道，整个胆道系统分为肝内、肝外胆管以及胆囊三部分，而胆汁的分泌是由肝细胞产生的，胆囊切除后，胆道系统的生理结构发生改变，肝细胞分泌出的胆汁在胆道系统内要重新再平衡。这就需要一个过程，所以在胆囊切除术后 1～6 个月内，病人可出现消化不良、腹胀、腹泻等消化道症状，有的还会出现十二指肠液的

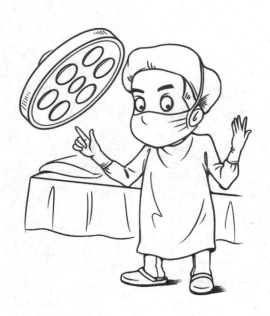

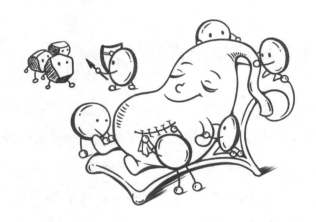

反流造成反流性胃炎和胆管炎，随着时间的推移，有一部分人症状会缓解，但仍有一部分人症状终生不缓解。而且由于形成胆囊结石的原因还没有去除，胆总管结石的发病率会增加。

基于上述情况，胆囊切除术后并不是万事大吉了。在胆囊切除手术住院期间，要遵从医护人员的医嘱，多和医护人员沟通，因为每一个病人的病情都不一样，所以术后的恢复各有不同。在术后可以进食时，先要服用一些清淡、利于消化的饮食，如绿叶蔬菜、水果等富含维生素的食物。术后一个月内要特别注意饮食量的控制，通常是：先少后多，先软后硬，先素后荤，少量多餐。避免暴饮暴食，特别是要少吃高脂肪、高胆固醇食物，因为胆囊切除后，胆汁的浓度不够了，对脂肪的消化能力下降了，过多进食脂肪类的食物会产生腹泻而引发消化道各种症状。所以，胆囊切除术后最好服用一段时间药物以利于胆汁的分泌，调节胆汁的成分。每天适当运动，保持理想的体重。

## 七、怎样护理胆囊切除术的患者？

需要做胆囊切除术的患者常会顾虑手术的安全性、有效性及预后，因此紧张、焦虑、恐惧等心理问题尤为突出。患者首先要放松心情，相信医生，对将要实行的手术具备充分的信心。

患者准备：术前有吸烟史者，应劝其戒烟，以减少呼吸道的分泌物和刺激，去除咳嗽因素，防止肺炎和术后伤口疼痛。同时术前就应练习在床上大小便，可减少术后发生尿潴留。患者术前1天不要吃易产气类食物，如牛奶、豆类等，必要时术前服缓泻剂，也可灌肠。术前12小时开始禁食，术前4小时开始禁饮，以防因麻醉或手术过程中的呕吐引起窒息或吸入性肺炎，必要时可行胃肠减压。

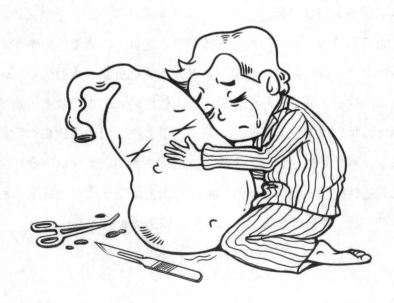

皮肤准备：患者除洗澡外，对患者脐部应彻底清洗干净后用棉签蘸聚维酮碘（碘伏）消毒，因脐部污物易积垢，消毒不彻底，易造成此处切口的感染。

　　患者术后回病室后，要禁食水6小时，6小时后开始饮水，术后24小时可以进低脂的流质或半流质饮食。术后要取舒适的体位，可缓解疼痛，必要时医生会给予止痛药物。一般术后6小时后应半卧位，可在床上翻身，24小时后鼓励患者离床活动，促进肠蠕动恢复，防止肠粘连。

　　胆囊切除后要进低脂饮食，禁食刺激性食物。

# 第四章

## 去除胆石，保住胆囊

赵大爷是王阿姨的邻居，体检时发现有胆囊结石，但赵大爷平时没有任何症状，不愿意轻易切除胆囊。他也听说无症状的胆囊结石可以暂时不必急于手术，可以和胆囊结石"和平共处"。但去年除夕夜正与家人欢聚时，年夜饭还没吃完就突发右上腹绞痛，恶心、呕吐不止。家人赶紧将他送到医院，才知道原来的无症状的"静止结石"随时都可以"作乱生事"，而且多是在进食油腻食物及饱餐之后。赵大爷在住院第二天就急诊做了腹腔镜下胆囊切除术，因为手术是微创的，术后很快就顺利出院了。

但赵大爷自从做完手术后就反复出现右上腹和右背部胀痛不适，每顿饭多吃一点就会不舒服。在进食油腻食物后症状尤其明显，甚至会出现腹泻。赵大爷在小区聊天时自我打趣说："别人到了饭店，首先找菜单点菜。我到了饭店，先得看好卫生间在哪儿，因为吃得稍微油腻一些，就会腹泻。不先看好卫生间在哪儿，怕到时来不及！"赵大爷到医院就诊后，医生诊断为"胆囊切除术后综合征"，是由于胆囊切除后丧失胆囊功能，导致胆道功能紊乱，影响了食物的消化和吸收。

王阿姨眼见赵大爷的"不幸遭遇"，非常害怕自己的胆囊结石也许什么时候就会突然"兴风作浪"，但一想到赵大爷切除胆囊后那个什么"胆囊切除术

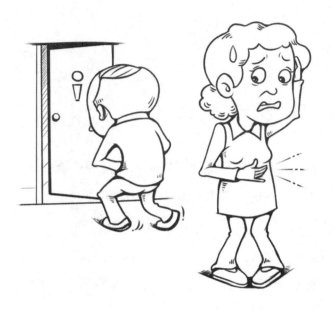

后综合征"就怎么也下不了做手术的决心。经多方打听，她听说现在有一种微创手术可以在保留胆囊的同时取净结石。于是王阿姨到北京大学首钢医院就诊。经过详细检查，医生告知王阿姨，她的胆囊功能很好，胆囊炎症不重，可以做内镜微创保胆手术。王阿姨毫不犹豫就住了院。住院后王阿姨了解到内镜微创保胆手术有小切口保胆手术和腹腔镜保胆手术两种方式。王阿姨选择了创伤更小的腹腔镜保胆手术。手术做得很快，只用了一个多小时，术后第二天王阿姨就顺利出院了。

　　根据医生的建议，王阿姨术后继续限制饮食，并循序渐进地恢复。术后一个月，王阿姨完全恢复了正常的饮食，而且身体和以前完全没什么两样。王阿姨又加入了小区里跳集体舞的队伍，还经常炫耀："你们看，我现在根本就不像做过手术的人，腿脚利索，吃嘛嘛香！"但话虽这么说，王阿姨还是听了医生的劝告，调整了自己的不良饮食习惯。毕竟手术只能治疗以前的疾病，之后还需要长期的自我保健。

## 一、为什么胆囊不能轻易切除?

胆囊结石经典的手术方法是胆囊切除术，开腹或腹腔镜下将包括结石在内的胆囊完整切除。胆囊切除术已有一百多年历史，但去除结石病灶的同时也失去了胆囊功能！

胆囊切除的不良反应：

1. 长期上腹胀痛不适、食欲不振、厌油等胆囊切除术后综合征表现。

2. 上腹饱胀不适、腹泻等消化不良表现。

3. 胆总管扩张，可能导致胆总管结石，继发胰腺炎、肝功能受损。

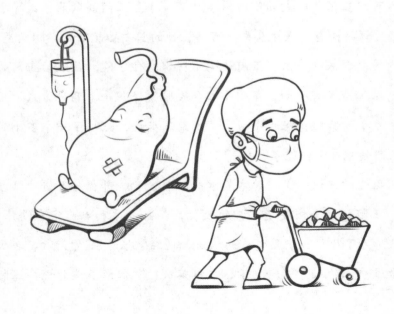

4．可引起胆汁反流性胃炎。

内镜微创保胆取石术在取净结石的同时保留了胆囊及胆囊功能，最大限度地避免了胆囊切除术后的一系列不良反应。

## 二、所有的胆囊结石都可以保胆取石吗？

保胆取石作为一种手术，必然有其手术适应证，适用于大部分胆囊结石患者，但也并不是所有胆囊结石患者都可以保胆取石。

首先，保胆取石术对胆囊的病变程度有一定要求，结石不论大小和多少，都是要取出的，所以保胆取石手术最关键的是看我们要保留的胆囊是否正常，但结石的情况也不是对保胆与否完全没有影响，如果有胆囊管结石嵌顿等情况导致结石无法取净，那就需要切除胆囊。有几种情况不能行保胆手术或需谨慎对待。

1．胆囊萎缩：萎缩的胆囊已经失去正常的胆囊壁生理解剖结构，而且这种变化是不可逆的，即使取出结石保留胆囊，胆囊也不可能恢复浓缩储存胆汁的功能。

2．胆囊癌变：长期的结石刺激可造成胆囊癌变，此时应按胆囊癌治疗，行胆囊癌根治术。

3．严重的胆囊黏膜弥漫性病变：如多发性胆囊息肉或多发性壁间结石呈弥漫性分布，胆道镜下难以取净。

4．胆囊管结石嵌顿：一般情况下胆囊管直径仅有 2～3mm，而且呈螺旋状，胆道镜无法探及或取出结石，一旦结石堵塞，意味着胆汁无法进入胆囊，

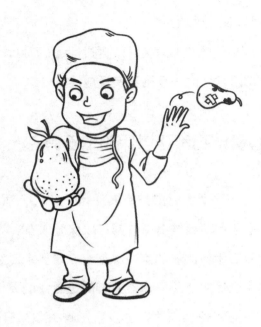

胆囊功能无法恢复，则需切除胆囊。

5. 严重的慢性胆囊炎及胆囊腺肌症：此时导致胆囊严重变形，保胆取石远期疗效如何尚未得到明确答案，保胆取石需谨慎。

6. 急性胆囊炎：此时胆囊壁炎症水肿，一般建议先给予保守治疗，待胆囊壁炎症水肿消退后再施行保胆手术；而对于保守治疗无效的坏疽性胆囊炎、胆囊穿孔等情况，只能急诊行胆囊切除术。

另外，患者的全身条件需符合全身麻醉及腹部手术的一般要求。严重的冠心病、近期心肌梗死、严重的心肺功能不全等患者也不能行保胆手术。

## 三、内镜微创保胆取石手术前需要做哪些检查?

1. B 超检查：虽然 B 超检查是所有肝胆手术之前的必做项目，但保胆手术的 B 超检查有其特殊性，除了要了解结石的大小、数目外，还要了解结石的具体位置，尤其是胆囊内有无结石嵌顿。更重要的是要了解胆囊本身的情况，同时需要了解有无肝内外胆管扩张及胆管结石等。

2. 磁共振胰胆管显像：这项检查有助于进一步判断胆囊及肝内外胆管的情况。胆总管中下段通常受到十二指肠气体的干扰，B 超难以显示，磁共振胰胆管显像则可清晰显示，避免遗漏胆总管结石。

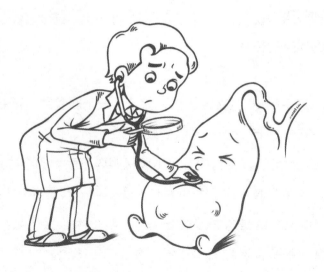

3. 口服碘泛酸胆囊造影检查或 ECT( 发射型计算机断层扫描 )肝胆显像：口服碘泛酸或注射放射性药物后，肝细胞摄取药物分泌到胆汁中，从而使肝及胆道显影。因大部分胆汁经胆囊管进入胆囊，而且被浓缩，故胆囊在摄影

片中显现浓聚影，而肝及肝外胆管显影较淡。通过这个检查，可以更精确地判断胆囊管是否通畅，有助于术前评估胆囊的功能情况及提高保胆手术的成功概率。

4. 术中胆囊外观检查及胆道镜检查：如果通过上述检查判断可以施行保胆取石手术，那么就可以安排手术了。不过最终是否能保留胆囊，还需要术中做最后判断。术中肉眼或腹腔镜直视下观察胆囊形态、质地是否符合保胆要求。然后需胆道镜检查胆囊内部，胆道镜探查是唯一可以直视下观察胆囊内及胆囊黏膜情况的检查。若胆道镜检查符合保胆取石要求，则可在胆道镜下取出结石，最终成功保胆。

# 四、怎么做保胆取石术？如何选择小切口保胆取石术和腹腔镜保胆取石术？

既然保胆取石手术有这么多优点，为什么长了胆囊结石都要切除胆囊呢？保胆取石手术有什么神奇之处？是怎么做的呢？

要解答上面的问题，我们应首先了解保胆取石手术的具体过程。

我们可以将保胆取石手术分为两个步骤。第一步是通过腹壁进入腹腔并找到胆囊。传统的方法是将腹壁切开，即开腹手术，这样做，术后肚皮上会留下一条难看的瘢痕，这种手术受病人胖瘦的影响很大，越胖的病人腹壁越厚，医生为了能看清楚腹腔内部情况，切口也就越大。

而新的方法是在腹壁上打孔，将腹腔镜和各种手术器械通过这些孔道送入腹腔。我们可以将腹腔镜理解为摄像头，医生将这个特殊的高清摄像头送

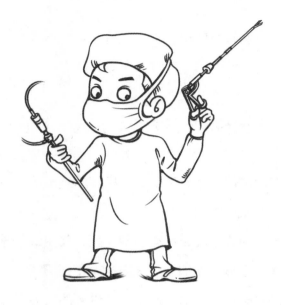

入腹腔，就可以在体外的电视显示器上看到腹腔内的情况了。

　　第二步是将结石取出。在胆囊底部做小切口，将胆道镜（相当于一个更细小更精巧的摄像头）送入胆囊内，观察胆囊内的情况，直视下将结石逐一取出。取净结石后用可吸收线将胆囊底部的小切口缝合。

　　这种手术最关键的是将近年来的腹腔镜和胆道镜技术与外科手术相结合，使医生可以清晰地看到胆囊内的情况，这在之前是无法想象的。这种手术要求医生同时掌握传统手术和内镜手术两种操作技术，既是外科医生，又是内镜医生。

　　这种手术既使用了腹腔镜，又使用了胆道镜，故又称为"双镜联合手术"，其手术操作难度大于开腹手术。内镜微创保胆取石术中的"微创"二字，包括了两层含义：一是腹壁创伤小，术后瘢痕小；二是保留了胆囊，对人体器官功能的影响小。

腹腔镜手术术后恢复时间短、术后疼痛轻，所以受到外科医生和病人的普遍推崇。

## 五、为什么我们取出的结石大小、形态、颜色千奇百怪？

这是因为结石的成因、成分和形成时间不同造成的。而结石的成因至今仍是世界性难题，尚未完全揭晓。

根据结石成分不同，胆囊结石有多种类型，其中最常见的类型是胆固醇结石，胆固醇含量大于 60%，此类结石多呈黄色，圆形或椭圆形，多质硬。此类结石的形成是由于肝分泌的胆汁中含有过多的胆固醇，在胆囊内最终形成结石。在这个过程中，结石在不同时期可表现为胆泥沉积，泥沙样及细碎结石，融合形成大结石或逐渐增大，也可形成单发结石并逐渐增大。此类结

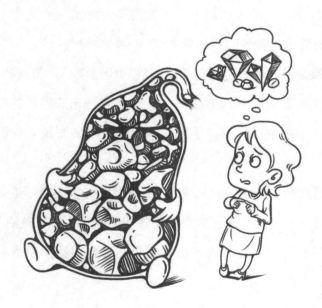

石患者女性更多见，多次妊娠是危险因素，很多都存在肥胖，平时习惯高脂、高糖、高蛋白、高热量的饮食，而忽视膳食纤维及维生素的补充。

第二种是胆色素结石，此类结石一般为多发小结石，质脆易碎，多为黑色及棕黑色，形似煤渣，也可为鹿角形。部分结石混合其他成分，质地相对较硬，为椭圆形或花椒形。胆道细菌和寄生虫感染是此类结石发生的原因之一；此外胆囊收缩功能异常，胆汁排空障碍也是可能的原因，有肝硬化或溶血性疾病的胆囊结石患者多为此类结石。

此外，还有一种混合性结石，它们是含有两种或两种以上成分的结石。这些结石的大小、形态、颜色各异。

## 六、如何护理内镜微创保胆取石术后的病人？

胆囊结石患者一旦决定做保胆取石手术，保留胆囊的意愿会非常高。但是并不是每个胆囊结石患者都适合做保胆取石手术，它有一定的手术指征。所以对胆囊结石患者要做好充分的心理护理，告知患者医生要根据胆囊自身条件来决定是否能够进行保胆手术。对于决定保胆取石的患者术前术后护理是非常重要的。

首先很重要的一点是在术前 2 周要控制饮食，有的患者因为饮食不注意，胆囊炎发作，这样就会造成手术延迟甚至无法进行保胆取石手术。所以患者要进食清淡饮食。比如稀粥、馒头、咸菜、水煮青菜、煮蛋白、蒸鱼、脱脂牛奶等。晚饭应少吃，晚饭 3～4 小时以后再上床休息。胆囊结石患者不宜吃的食物有：

1. 炸鱼、肥肉、煎蛋、全脂奶等食物。

2. 含油脂多的食物如各种糕点、炒菜等。

3. 各种豆类食品如豆腐、豆制品等。

4. 各种黏米类食物如元宵、年糕等。

5. 有刺激的食物（辛辣、酸味、冷硬食物）。

6. 不好消化的食物如炒饭、烙饼等。

7. 各种干果、水果等。

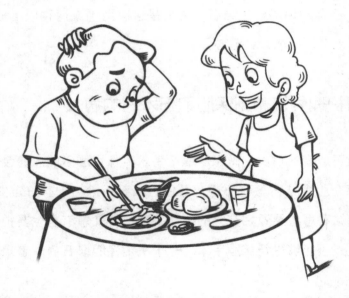

　　患者还要配合医生完成术前的各项检查，以保证手术安全。吸烟的患者，应劝其戒烟，以减少呼吸道的分泌物和刺激，去除咳嗽因素，防止肺炎和术后伤口疼痛。手术前一日需禁食 12 小时，禁饮 4～6 小时，以防因麻醉或手术过程中的呕吐而引起窒息或吸入性肺炎，手术前要洗澡或用温水擦洗皮肤，行腹腔镜保胆取石手术的患者还需将肚脐清理干净，防止感染。同时要注意修剪指甲，不要涂抹指甲油，男性将胡须刮干净，女性不化妆。手术当日早晨护士要给患者测量血压、脉搏等生命体征。

手术完成后，病人意识清醒后返回病房，要鼓励其在床上活动，尤其下肢的活动可以预防下肢血栓的发生。鼓励患者深呼吸、咳嗽，有助于肺部通气，防止肺不张和肺炎的发生。一般手术后6小时内禁食水，6小时后视情况而定可少量多次饮水，及早下床活动，促进肠蠕动和体能的恢复。

保胆取石术后第一天可进流食如米汤、藕粉等，第二天可进半流食如米粥等，少食多餐，逐渐过渡到低脂软食。

一般保胆取石术后第三天即可出院。但术后2周内要禁食油腻、高脂肪、高蛋白食物以及酸味食物，禁忌饮酒、食用辛辣有刺激的食物。2周后逐渐恢复正常饮食，但不要吃高脂肪类食物。一个月后饮食可正常，但需注意低脂低胆固醇饮食。同时，要多进食高纤维与富含维生素多的食物，避免便秘。术后1周可以洗澡。

## 七、保胆取石术后有什么注意事项？

饮食方面，微创保胆取石术后短期内胆囊会有创伤性炎症，此时胆囊底部切口尚未完全愈合，所以术后应严格限制饮食，防止胆囊强烈收缩。术后1周以内，要严格限制动物蛋白（肉、蛋、奶）及油脂（包括植物及动物油脂）的摄入，限制辛辣、酸味及其他刺激性食物（辣椒、番茄、橘子、食醋等）。术后的饮食恢复需循序渐进，依照"禁食水→水→流食→半流食→普通饮食"逐渐过渡，注意少食多餐，即减少每餐的饮食量，增加每日的进

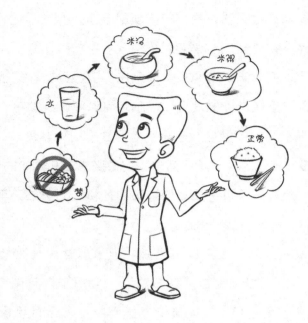

餐次数。手术 1 周以后逐渐恢复正常，先恢复瘦肉、蛋类及脱脂牛奶摄入，不再限制辛辣及酸味食物，但为健康考虑，应注意低脂低胆固醇饮食，多补充瓜果蔬菜及粗粮等富含膳食纤维及维生素的食物。

## 八、为什么内镜微创保胆取石术后仍需护胆治疗？

术后早期，因手术的刺激，胆囊存在创伤性炎症，可应用胆宁片，有利于减轻胆囊的炎症水肿，进而加快胆囊切口的愈合过程。另外，胆宁片具有松弛胆囊、胆道括约肌的疗效，有助于减低胆道压力，防止胆囊过度地强烈收缩引起胆漏，预防胆绞痛的发生。

内镜微创保胆取石术后短期内胆囊功能尚未完全恢复，一些患者 B 超显

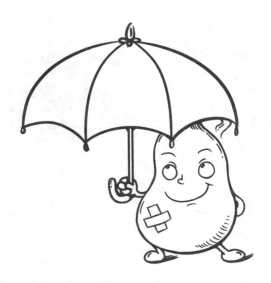

示胆囊内胆汁黏稠，絮状物沉积，出现类似胆囊切除术后综合征的症状，术前及术后应用胆宁片，有助于控制上述情况的发生。

文献报道胆宁片对胆固醇及胆色素结石的形成具有抑制作用，保胆取石术后长期应用胆宁片可起到降低结石复发率的作用。

## 九、保胆取石术后结石是否会复发？怎样预防复发？

内镜微创保胆取石术能够取净胆囊内的结石，但手术本身不能从根本上调节肝代谢，不能改变胆汁的成分，不能调节胆囊的收缩及促进胆汁的排泄。所以，术后预防结石复发很重要。

因此，内镜微创保胆取石术后仍需"多管齐下"，预防结石的复发。

首先，注意调节饮食。一方面，胆固醇结石的发生与高脂高胆固醇、高

41

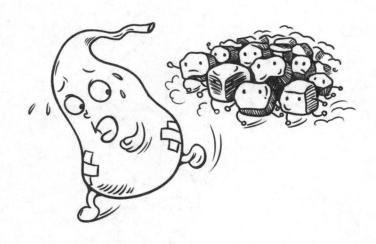

糖饮食密切相关，术后应减少这些食物的摄入，如肥肉、奶油、油炸食品、蛋黄、虾蟹、甜食的摄入。维生素 A、C 有助于预防结石的发生，应注意多吃瓜果蔬菜。鱼油及部分植物油富含不饱和脂肪酸，有助于调节脂类代谢，预防胆囊结石。要注意膳食纤维的补充，保持大便通畅，促使体内胆固醇从大便中排除。但特别需要注意的是，胆囊结石的发生是因为胆汁的成分失调，所以不主张完全素食，长期素食者，营养摄入不足，使胆汁各种成分比例失调，反而造成结石的形成。

其次，保持良好的生活饮食习惯，注意一日三餐饮食规律。早餐在一日三餐中非常重要，如果经常不吃早餐，胆囊没有食物的刺激，收缩及排空不充分，夜间分泌的胆汁淤积在胆囊内，胆囊内的胆汁黏稠，很容易形成胆结石，此外淤积黏稠的胆汁有利于细菌繁殖，亦有利于形成结石。晚餐应注意清淡饮食，注意餐后适当活动，睡前不吃夜宵。有些人喜欢晚餐后一边吃零食，一边坐着看电视，这是很不好的生活习惯，容易造成结石的复发。要注意个人卫生，减少细菌、寄生虫的感染机会。

第三，注意体育锻炼，促进机体代谢，减肥，可以降低胆结石的发生机会。

最后，应给予恰当的药物治疗。中药胆宁片具有疏肝利胆、清热通下的作用，能够有效地调节胆汁中胆固醇、卵磷脂和总胆盐的含量，同时能够阻断感染胆汁的成石趋势，降低胆汁中游离胆红素及钙离子的含量。因此，不仅对胆固醇结石，而且对胆色素结石，均有良好的预防作用。术后长期应用胆宁片对胆囊结石有很好的预防作用。

# 第五章

# 去除石头的胆囊又长出了石头

张阿姨三年前因胆囊结石伴慢性胆囊炎而行第一次微创保胆取石术。术后一直恢复良好，未再有腹痛、腹胀等不适。最近一个月吃完晚饭后总是感到右上腹绞痛，向后背部放射，伴有恶心，有时还呕吐，感觉与原先的症状一样。到医院B超检查发现胆囊结石又长出来了。

张阿姨开始犯难了，不知道该怎么办才好。医生告诉她可以再次手术治疗。张阿姨说："微创保胆取石术给我保留了胆囊，我的消化功能一点没受影

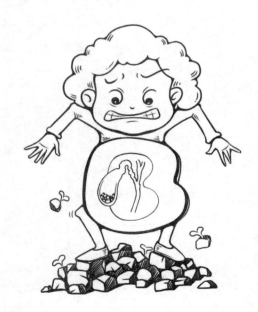

响，提高了我的生活质量，我感到很值得。这次虽然结石复发了，但我还是不想切除我的宝贵器官，能用多久就用多久，我想再做一次微创保胆取石术，让我的胆囊继续发挥作用。"医生对张阿姨解释说："只要胆囊功能良好，结构和外形等均符合做保胆取石手术的指征和条件，就可以再次行微创保胆取石术，让胆囊继续发挥作用。"张阿姨听后非常高兴，脸上露出满意的笑容。

经过完善术前检查，张阿姨胆囊情况良好，符合再次保胆取石条件。第二次腹腔镜微创保胆取石手术很成功。术后张阿姨又恢复了往日的风采，出现在老年秧歌队里。她自己在之后的生活中也积极调整了饮食习惯。

# 一、做过保胆取石手术后结石复发，还能再做保胆取石手术吗？

答案是肯定的，但最终还要看胆囊的情况。只要胆囊情况符合行微创保胆取石术的指征，就可以做第二次手术。微创保胆取石术的手术指征就是胆

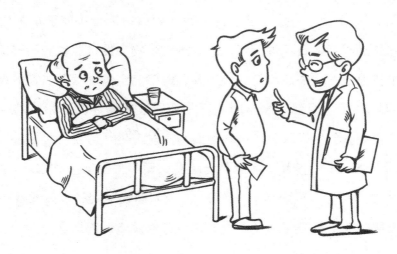

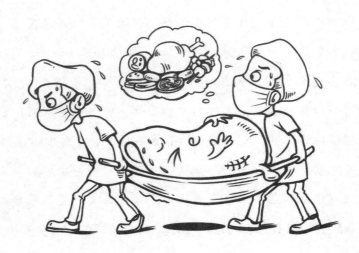

囊的形态、结构、功能正常，同时不伴有急性炎症，胆囊壁不厚，胆囊功能正常。

　　胆囊结石的形成原因复杂，每个人的结石成因又不同，其中一个重要原因与不良的生活习惯有关，病人能做的就是改掉不良的生活习惯，比如不吃早餐、食物过度油腻等。我们曾为 6 只狗做实验，实验前行 B 超检查未见胆囊结石，胆囊形态、结构正常，实验开始后每天给狗吃油腻的食物，半年后全部长出胆囊结石，说明经常进食油腻食物会促进胆囊结石形成。在医院工作中我们还发现长期不能经口进食，需要完全静脉营养支持的患者也容易出现胆囊结石，原因考虑与胆囊不收缩导致胆囊内胆汁淤积感染等因素所致。再次行微创保胆取石术后依然要注意改善生活习惯，控制油腻食物和主食的摄入量，少量多餐，注意平衡膳食，荤素搭配，多饮水，生活规律，定期复查腹部 B 超（至少半年一次），发现问题及时处理。许多病人通过这样做，不再长胆囊结石了。这些生活习惯符合健康保健理念，对全身健康也同样有益。

胆囊结石形成的另外一个重要原因就是胆汁成分异常，胆汁中胆固醇含量升高，胆汁酸或胆盐含量降低，就会打破胆汁成分的平衡，最终导致胆囊结石形成，我们主张术后要养成健康的生活饮食习惯，保持胆汁成分的平衡，预防结石形成。

胆囊结石形成的原因还有很多，比如胆囊功能不良、胆汁细菌感染等，再次行微创保胆取石术后依然要通过改善体质、平衡饮食、利胆抗菌药物治疗等方法预防结石形成。

# 第六章

# 胆囊炎的防与治

　　张大爷时常感觉右上腹有些疼痛，忍一忍也就过去了，没当回事。老伴过生日这天，远在南方工作的儿子带着一家人回来了，张大爷很高兴，忙前忙后张罗。丰盛的晚餐也很可口，张大爷胃口大开，喝酒吃肉，很是兴奋。

　　饭后，腹部又隐隐作痛，张大爷认为老毛病又犯了，和儿子聊聊就去睡下了。谁知躺下后不久，一阵剧烈的疼痛让张大爷不禁呻吟起来，还恶心想吐。家人认为张大爷吃坏了胃，喝点热水就没事。但是，疼痛并没有缓解，而且愈来愈加重，并且开始呕吐，体温也升高。家人这才着急起来，赶紧把张大爷送到医院。

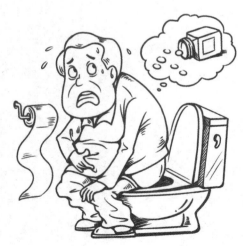

在医院急诊科经过补液止痛治疗，张大爷的疼痛才缓解了一些。又经过血液化验、大小便检验、B超等检查，最后诊断为结石性胆囊炎急性发作，张大爷又转到外科继续治疗。

根据张大爷的病情，外科的李教授决定进行微创保胆取石，并到床旁征询张大爷及家属的意见。李教授讲到，张大爷胆囊内有几颗结石较大，必须手术，胆囊没有穿孔、溃疡，也没有萎缩，保留胆囊，微创取石，手术后恢复较快。张大爷同意了李教授的治疗方案。

手术后张大爷很快就出院了，经过这一番病痛的折磨，张大爷对李教授的术后保养建议言听计从。注意休息，避免熬夜和劳累，保证充足的休息和睡眠，保证规律的生活习惯，不吃辛辣刺激性过大的食物，不喝酒，少吃油炸烧烤类食物，少吃高蛋白、高脂肪、高糖的食物，饮食以清淡营养易消化为主，多喝水。张大爷又开始了新生活。

## 一、胆囊炎是怎么回事？

胆囊炎是细菌性感染或化学性刺激（胆汁成分改变）引起的胆囊炎性病变，为胆囊的常见病。胆囊炎分急性和慢性两种。急性胆囊炎发病与胆汁淤积和细菌感染密切相关。致病菌多由肠道经胆总管逆行进入胆囊。

慢性胆囊炎一部分为急性胆囊炎发展拖延而形成，但多数过去并无急性发作史，大多数病人伴有胆结石。由于胆结石的刺激，加上在长期慢性炎症的基础上，有过反复多次的急性发作，可使胆囊萎缩或囊壁纤维组织增生肥厚，最后会导致胆囊腔缩小、胆囊功能丧失。若胆囊管有结石、炎性粘连或

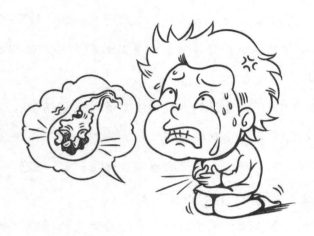

瘢痕，完全阻塞，胆汁无法流进胆囊，而胆囊内原有的胆汁，因胆色素逐渐被吸收，黏膜仍不断分泌无色水样黏液（白胆汁），即可形成胆囊积液；当继发感染，则演变为胆囊积脓。

## 二、哪些人容易患胆囊炎？

在腹部外科中，胆囊炎的发病率仅次于阑尾炎，是一种常见病和多发病，多见于 35 ~ 55 岁的中年人，女性发病较男性为多，尤以肥胖、多产、40 岁左右的女性发病率较高。

1. 肥胖的人群

人们在进食后，通过机体神经反射，引起胆囊收缩，使胆汁通过胆道流入十二指肠，促进脂肪的消化和吸收。肥胖的人不喜欢外出运动，活动量小，喜欢静坐不动，这就使得胆囊收缩力下降，胆道开口处的括约肌功能失调，胆囊排空延缓、胆汁淤积，细菌更加易于繁殖。

2．中年人

由于中年人家庭负担重，工作压力大，生活方式没有规律性，或者情志失调，一定程度上会影响人体代谢和神经的调节，影响胆囊的收缩和舒张功能，导致胆汁的排泄不畅。肥胖的中老年人运动少，脂肪代谢紊乱，更容易刺激胆囊强烈收缩，从而引发胆囊炎。绝经期前的中年妇女，因为内分泌改变的关系，常常影响胆汁的分泌和调节，所以患胆囊炎的机会要比同年龄的男子更多一些。

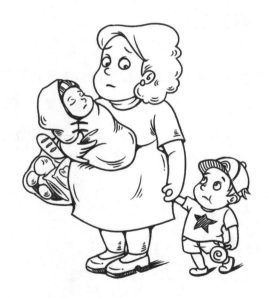

3．生活不规则、饮食无节律的人群

生活不规律，导致人体功能紊乱，抵抗力和免疫力下降，这样身体很容易发生感染，如果感染到了胆囊，那么就会形成胆囊炎。暴饮暴食，或者饥一顿饱一顿，会影响胆囊的收缩以及胆汁的分泌和排空。长此以往，就会导致胆囊结石或者胆囊炎。

4．孕妇

妇女怀孕以后，身体会发生很大的变化，为怀孕、分娩和哺乳做好准备，同时代谢功能也会发生一系列的变化。母体内胆固醇含量明显升高，脂肪合成加快，分解减少。这当然给胎儿带来了好处，但也相应地造成了一个潜在的危险因素，即妊娠期在雌激素的作用下，胆囊以及胆道平滑肌松弛，导致胆囊排空减缓和胆汁的淤积，容易形成结石性胆囊炎。

# 三、胆囊炎发作有哪些表现？

有些患者晚餐在进食油腻食物后半夜发病，原因在于高脂饮食能使胆囊加强收缩，而平卧又易于较小的胆石滑入并嵌顿胆囊管而引起急性发作。主要表现为右上腹持续性疼痛、阵发性加剧，可向右肩背放射；常伴发热、恶

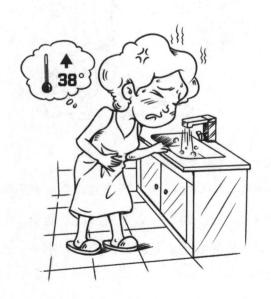

心呕吐，但寒战少见，黄疸轻。腹部检查发现右上腹饱满，胆囊区腹肌紧张，有明显的压痛、反跳痛。

慢性胆囊炎往往缺少典型症状，亦可无症状，若无急性发作史，往往不易确诊，症状常表现为轻重不一的腹胀，上腹部或右上腹部不适，持续钝痛或右肩胛区疼痛，有胃部灼热、嗳气、泛酸等消化不良症状。在进食油脂类食物后，症状可加重。腹痛，常发生于饱餐后的晚上，一般都很剧烈，呈持续性，有时呈阵发性加剧，开始时主要在上腹部，逐渐转移至右上腹，部分病例疼痛可放射至右肩背部。可有发热，体温常在 38 ～ 39℃之间。同时可兼见食欲不振、恶心、呕吐、腹胀和大量嗳气等胃肠道症状。

## 四、胆囊炎是怎么引起的？

大多数胆囊炎患者由于胆汁成分改变、胆汁浓缩，以细菌和炎性坏死物质为核心，也易形成胆结石，阻塞了胆囊管，使胆汁排出不畅，继而发生细菌感染，引起胆囊炎，故胆囊炎、胆结石常伴随存在。也有一部分患者胆囊内并无结石，一些寄生虫如蛔虫由肠道进入胆囊而引起胆囊炎。

一部分患者由于生活不规律，不吃早餐、暴饮暴食、不运动等导致身体免疫力和抵抗力低下，可导致胆道感染。部分慢性胆囊炎患者存在细菌感染，还有部分是病毒感染或胆盐与胰酶引起的慢性胆囊炎。细菌一般经胆汁或淋巴管进入胆道，有时也可以经肠道逆行入胆道或血源性播散。

胆囊炎起病多与饱食、吃油腻食物、劳累及精神因素等有关，常突然发病，因此，平时应注意生活要有规律，饮食要节制，才能防患于未然。

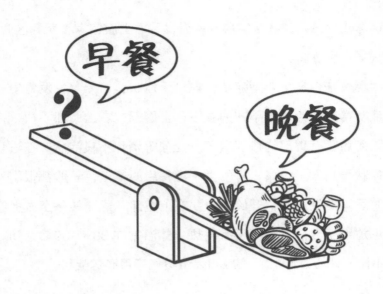

## 五、胆囊炎如何治疗？

胆囊炎是一种常见的疾病，而且患病后会给患者的身心健康带来巨大影响，很多人的胆囊炎还会复发。那么，胆囊炎都有哪些治疗方法呢？

### （一）一般治疗

积极预防和治疗细菌感染及并发症，注意饮食卫生，防止胆道寄生虫病的发生，并积极治疗肠蛔虫症。生活起居有规律，注意劳逸结合、寒温适宜，保持乐观情绪及大便通畅。应选用低脂肪餐，以减少胆汁分泌，减轻胆囊负担。经常保持左侧卧位，有利于胆汁排泄。

（二）药物治疗

1. 西医治疗

（1）急性胆囊炎：

主要是对症治疗。解痉、镇痛，以解除患者的疼痛为主；应用抗生素等抗感染治疗是为了预防菌血症和化脓性并发症；服用利胆药物，如口服硫酸镁（有腹泻者不用）等。对较重的急性化脓性或坏疽性胆囊炎或胆囊穿孔，应及时进行手术治疗，但必须做好术前准备，包括纠正水、电解质和酸碱平衡的失调，以及应用抗生素等。

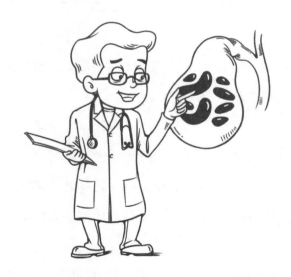

（2）慢性胆囊炎：

如果是单纯的胆囊炎症，建议进行保守治疗，口服利胆、消炎、镇痛药等。如果诊断出有蛔虫，积极进行驱虫治疗。平时注意个人清洁卫生。较小的结石可以进行溶石保守疗法，如系胆固醇结石引起者，可用牛磺熊去氧胆

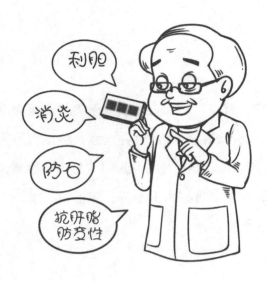

酸溶石治疗。文献报道，溶石有效率可达 60% 左右。疗程结束后仍需服用维持量，并配伍中成药胆宁片，以防复发。

2. 中医治疗

随着中医药研究的深入，非手术治疗胆囊炎的治愈率也在迅速提高，针对胆囊炎的专科用药也取得了很大成就。特别是年老、体弱不能耐受手术的病人，可采用中医中药治疗，中医中药治疗能够改变人体的内在环境，有效地防止复发。

合理选用中成药。胆宁片能消炎利胆，对胆固醇结石和胆色素结石有较好疗效，对于改善上腹部或右上腹隐痛不适、肩背部隐痛、腹胀、嗳气、恶心、便秘等症状均有明显作用。胆宁片对慢性胆囊炎也有较好疗效，其成分中的大黄、虎杖等具有清热、解毒、泻下作用，符合中医对于慢性胆道疾病的治疗原则，有助于缓解胆道压力，并且具有通便作用，可以治疗便秘。

**（三）外科手术治疗**

通过外科手术治疗胆囊炎，也是临床常见的治疗胆囊炎的方法。但手术治疗胆囊炎要满足如下手术指征：①胆囊坏疽及穿孔，并发弥漫性腹膜炎者；②急性胆囊炎反复发作，诊断明确者；③经积极内科治疗，病情继续发展并恶化者；④无手术禁忌，且能耐受手术者。

慢性胆囊炎患者，如胆囊功能已经丧失，且病灶反复感染，无论有无结石，均应采取手术治疗。对有心、肝、肺等严重疾病或不能耐受手术者，应当予以内科治疗。

# 六、胆囊炎如何预防？

不论患了急性还是慢性胆囊炎，对人的身心健康都会造成严重的影响，轻则饮食不安，疼痛难忍，重则危及生命，所以建议大家平时做好预防工作，那么我们到底该如何预防胆囊炎呢？下面就具体谈一些预防胆囊炎的方法。

可以经常做一些力所能及的体力活或者运动，积极锻炼，使全身代谢活跃起来。特别是脑力劳动者和一些不喜欢运动的中年人，更要有意识地多做体力劳动和进行适当的运动，保持体重，防止过度肥胖，因为肥胖是胆囊炎或胆结石的重要诱因。

要讲究饮食科学，进食要有规律，切忌暴饮暴食，适当节制脂肪食物。因为吃带脂肪的食物以后，会使胆囊反射性地收缩，分泌胆汁分解脂肪，一旦收缩过于强烈便导致胆绞痛的急性发作。规律性地饮食，胆囊就会规律性地分泌和排空，胆汁不会潴留，就能预防胆囊炎的发生。还要注意防寒保暖，

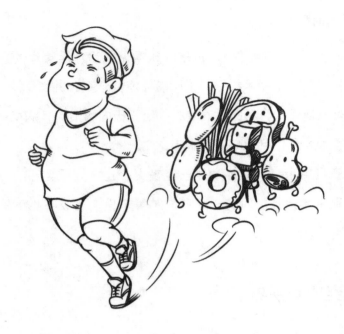

防止腹部受凉，因为肚子受凉以后会刺激迷走神经，使胆囊强烈收缩。

要讲究个人卫生，饭前便后要洗手，生吃瓜果的时候一定要洗干净，这是预防蛔虫病最为有效的措施。蛔虫容易钻入胆道，造成阻塞，引起胆囊炎。当有蛔虫时，及时应用驱虫药物，以免蛔虫钻入胆道，万一得了胆道蛔虫症，更应积极治疗。

已经诊断患有胆结石的人，要及时治疗，避免引起胆囊炎发作。

## 七、胆囊炎治愈后会复发吗?

胆囊炎这种疾病很容易复发。有些得了胆囊炎的患者在经过一段时间的调理后，身体已经康复了，但是不知道什么原因胆囊炎又复发了，使患者反

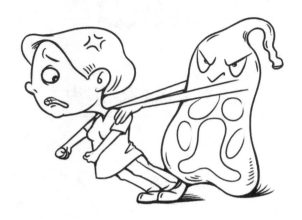

复经受病痛的折磨。即使治愈后，外在内在的病因没有根除，胆囊炎还会反复发作。

多数胆囊炎患者伴有胆结石，而暴饮暴食、劳累、饮酒、食肥甘食物、受寒、创伤、腹部手术、药物等导致机体免疫力和抵抗力低下，都可能成为胆囊炎发作的诱因。因此，胆囊炎的复发是和患者全身状况密不可分的，如此多的病因对患者来说总有防不胜防的感觉。因此，很多胆囊炎患者平时节制饮食，预防保养已经很小心了，仍不能避免胆囊炎的复发。

所以，胆囊炎阶段性治愈后，仍不能掉以轻心，对胆囊炎要有清晰和正确的认识，做好长期预防的准备，积极治疗，一定会战胜病魔。

# 第七章

## 胆囊也能长息肉

　　小姜是一位公司白领，今年四十岁，在单位也是一位领导，家里有一个女儿，和爱人生活幸福。正所谓是事业有成，生活美满。但最近在单位体检时，B超提示胆囊壁息肉样病变，直径8 mm。小姜一看病变两个字，就有点晕了，心想我才四十岁，怎么胆囊内就有病变了？同单位的小王和小姜是好朋友，小姜告诉了小王体检的事情。小王说："现在医学这么发达，一定有办法治疗，你赶紧到医院看看吧！"小姜一听，也觉得很有道理，赶紧到附近

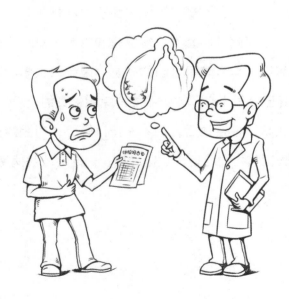

医院看病。

　　小姜一见到医生，赶紧把体检报告单交给医生，问道："医生，你看我的胆囊都病变了，我还能治吗？"医生仔细看了小姜的体检报告单，又询问了一下小姜最近有没有什么不舒服，有没有肚子疼，体重有没有下降。小姜说："我最近没有肚子疼，偶尔有腹胀，体重就是体检结果出来以后瘦了四五斤。"医生说："您别紧张，B超提示胆囊壁息肉样病变，也就是胆囊息肉，不是说胆囊息肉已经变为恶性的了。从你的体检B超结果看，考虑良性的可能性大，再复查一个B超，了解胆囊息肉的大小、多少，有没有蒂，以及血流情况，我们再评估一下。"医生给小姜重新开了一个腹部B超检查单。小姜做完B超检查，医生对小姜说："你的B超检查提示胆囊壁单发息肉，大小8 mm，有蒂，血流信号少。考虑良性可能性大。但它是单发息肉，也就是一个息肉，考虑胆囊腺瘤的可能性大，胆囊腺瘤有10%的可能恶变，而且是息肉越大恶变的可能性越大。以往胆囊息肉都是行胆囊切除术，一般

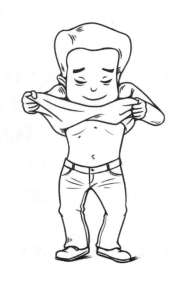

息肉得大于 1 cm 才做手术，但其中大部分是良性的。切除胆囊后，一部分病人消化功能不佳，腹泻，发生结肠癌的概率也增高。现在有保胆取息肉手术，只切除息肉，如果是良性，则可以保留正常的胆囊，手术后生活质量会更高。建议你早做手术，做一个保胆取息肉手术，把息肉切除，保留胆囊。"

小姜和家里人经过慎重考虑，决定做保胆取息肉手术。经过术前检查后，小姜进行了腹腔镜下保胆取息肉手术，术中的冰冻病理结果提示胆囊息肉为良性的，保留了胆囊。腹部只有三个小孔，手术后第一天就下地活动了，手术后第三天就顺利出院了。

出院后小姜听从医生的指导，规律、清淡饮食，恢复十分顺利，不到半个月就回到工作岗位，恢复了正常的工作生活。手术后每半年复查 B 超，都提示胆囊壁光滑，未见息肉复发。

# 一、什么是胆囊息肉?

胆囊息肉也叫胆囊息肉样病变，是胆囊壁向腔内呈息肉状生长的所有非结石性病变的总称。通俗点说就是胆囊壁上凸起了一块，就像皮肤上长了个"瘊子"。近年随着 B 超的普及以及人们对体检的重视，胆囊息肉的发现率逐渐增高。一般人一听到胆囊息肉样病变，特别是病变两个字，大部分都会很恐慌，以为已经发生了恶变或者很容易发生癌变。实际上胆囊息肉绝大部分是良性的。

在临床上，一般可根据胆囊息肉的性质，将其分为以下两种类型：

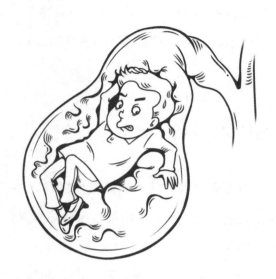

**（一）肿瘤性息肉**

包括胆囊腺瘤和胆囊腺癌，其他少见的还有血管瘤、脂肪瘤、平滑肌瘤、神经纤维瘤等。腺瘤性息肉属于真性息肉，可合并慢性胆囊炎和胆结石，多见于老年人，其直径大小多为 0.2～2 cm。在临床上，腺瘤性息肉可发生出血、坏死性改变，有的甚至还会演变为乳头状腺癌。胆囊腺癌比较少见，但预后差。肿瘤性息肉有恶变倾向，应尽早手术。

**（二）非肿瘤性息肉**

包括胆固醇性息肉、炎性息肉、腺肌增生等，比较少见的有腺瘤样增生、黄色肉芽肿、异位胃黏膜或胰腺组织。胆固醇息肉最为多见，约占胆囊息肉的 60%，但它却不是真正的息肉，而是胆汁中胆固醇的结晶集结在一起所形成的桑葚状改变，其直径大小多在 1 cm 以下，不会恶变。炎性息肉是在慢性胆囊炎或胆结石的基础上形成的，其直径大小多在 1 cm 以下。非肿瘤性息肉恶变机会很小。

## 二、胆囊息肉有什么症状？

大部分胆囊息肉患者无明显症状，其隐蔽性较强，多在 B 超体检时才发现。少数患者可有右上腹不适，并向右肩及右后背部放射，常有腹泻、恶心、呕吐、厌油等消化不良症状。

胆囊息肉症状不明显，所以与胆囊结石不同，胆囊息肉不会引起急性胆囊炎而造成较大痛苦。但胆囊息肉有一定的恶变率，特别是胆囊腺瘤，有大概 10% 的恶变率，所以胆囊息肉手术的目的主要是避免胆囊息肉恶变。

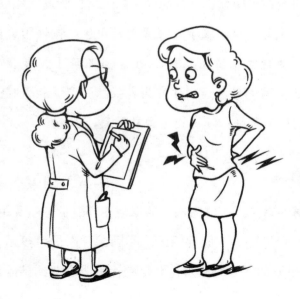

## 三、怎么检查胆囊息肉?

一般来讲,胆囊息肉首选 B 超检查,诊断的准确率很高,可以提示胆囊息肉的大小、数量,是宽基底还是窄基底,以及胆囊息肉的血流情况,可以给医生提供较充足的信息。

腹部增强 CT 不作为胆囊息肉检查的首选,对较小的胆囊息肉漏诊率较高。目前仅对较大、不排除恶变可能的息肉行腹部增强 CT 检查,了解息肉的强化情况,有无侵犯周围组织。

磁共振胰胆管水成像可以了解息肉有无侵犯胆道系统,有无胆道梗阻。

## 四、胆囊息肉如何治疗?

对于大部分胆囊息肉患者,药物治疗一般效果不好,但由于有一部分胆囊息肉有恶变趋势,所以对胆囊息肉需要手术治疗。目前对胆囊息肉的手术方法包括两种:胆囊切除术和保胆取息肉术。

胆囊切除手术治疗胆囊息肉的适应证包括:①胆囊息肉恶变;②胆囊息肉高级别上皮内瘤变 3 级以上。

胆囊切除术切除胆囊,彻底清除了胆囊壁的病变,避免了胆囊息肉恶变和复发。但由于胆囊切除术固有的缺点,要切除人体的有功能的器官——胆囊,人们一直在探索有没有一种手术方法既能取出胆囊息肉,避免恶变,又不切除胆囊。医学家经过多年探索,发明了保胆取息肉手术。因为保胆取息

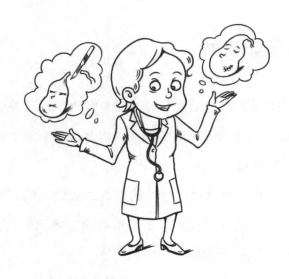

肉术仅切除息肉，保留了胆囊，所以相对于胆囊切除术治疗胆囊息肉的适应证，保胆取息肉术的手术适应证更广一些。这样可以更早地处理病变，减少癌变的机会。只要胆囊息肉直径超过 5 mm，就可以做保胆取息肉手术。

## 五、保胆取息肉的手术过程如何？

保胆取息肉手术很简单，通过腹腔镜在腹壁上打 2～3 个小孔，在腹腔镜的引导下，把电子胆道镜送入胆囊内，将胆囊内的息肉切除，再缝合胆囊的切口。

腹腔镜下保胆取息肉术，创伤小，美观，手术后腹部仅有二三个小孔，愈合后不仔细观察不易发现。

## 六、如何护理保胆取息肉术后的病人？

　　胆囊息肉患者做保胆取息肉术后饮食应注意避免进食高胆固醇类食物，如动物的肝、肾、肉类、虾蟹等，多吃蔬菜、鱼类，要限制动物性脂肪，可补充适量植物油（具有利胆作用）。其次提供丰富的维生素，尤其是维生素A、维生素C及B族维生素以及维生素E等。还要补充适量膳食纤维，可刺激肠蠕动。另外要少量多餐，可反复刺激胆囊收缩，促进胆汁排出，达到引流目的。必须注意忌用刺激性食物和酒类，食物温度适当，过冷过热食物都不利于胆汁排出。

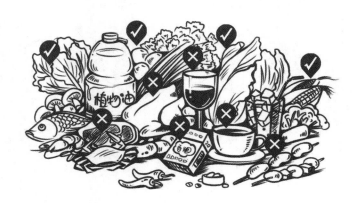

　　生活方面应该注意多饮水，多活动，适当地参加一些体育锻炼，增强体质，避免过度劳累及经常熬夜，保持一种平和的心态，避免烦躁易怒。

　　一日三餐有规律的进食是预防胆囊息肉的最好方法。适度营养并适当限制饮食中脂肪和胆固醇的含量，保证摄入足够量的蛋白质。

要做到五要：一要讲究饮食卫生；二要多吃含有维生素 A 的食物；三要强调饭菜用植物油烹调，不用动物油；四要进低脂肪、低胆固醇食品；五要多吃能促进胆汁分泌和松弛胆道括约肌及利胆的食物，如山楂、乌梅、玉米须（泡水代茶饮）。五忌：一忌吃含胆固醇高的食物；二忌吃高脂肪食物；三忌暴饮暴食；四忌辛辣刺激的调味品；五忌烟、酒、茶和咖啡等。

# 第八章

## 警惕胆囊癌

宋师傅这几天食欲下降，体重也减轻许多，去医院做了B超检查，提示胆囊结石，不排除胆囊癌。经过其他检查高度怀疑胆囊癌，最后手术证实是胆囊癌。家属后悔当初要是早检查、早治疗，不至于到现在这个地步。

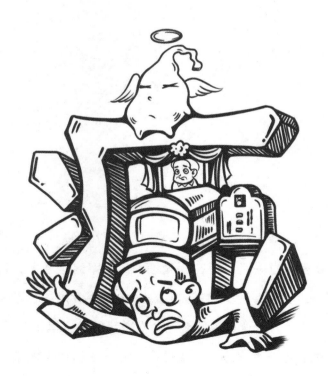

# 一、胆囊癌是怎么一回事儿?

　　胆囊癌是一种少见的恶性肿瘤,它的发生率远远低于其他癌症,但是生活中我们又时不时听说某人得了胆囊癌,所以说胆囊癌少见但并不罕见。胆囊癌恶性程度是非常高的,病人的生存时间大多数都不会太长。因而在这里给大家说一说胆囊癌的一些事儿。

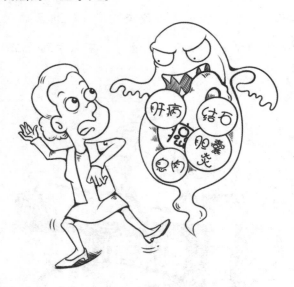

　　其实人们认识胆囊癌已经很久了,早在 1777 年奥地利医师 Stoll 就报道了胆囊癌,200 多年过去了,现在胆囊癌的发病率逐渐增多,得了胆囊癌的患者大多数都不能长期存活,这就是说医学上对胆囊癌的诊断和治疗尚有很多不能尽如人意的地方。这是为什么呢? 难道我们的医学还不先进吗? 不是,这主要是胆囊癌的生长太隐蔽了。胆囊癌没有什么很典型的临床表现,它大多都掩盖在已有的胆囊疾病如胆囊结石、慢性胆囊炎，或肝病的表现之中，如右上腹隐痛、腹胀、厌油腻食物等等，病人极容易将它忽视，想当然地吃一些消炎利胆的药物，拖了很久才到医院去检查；一旦被医生诊断为胆囊癌，此时多数病人的病情已经是中晚期了。这时候，只要简单地做一个 B 超，或是 CT、磁共振成像检查，就很容易确诊胆囊癌了。可是遗憾的事儿也来了，这个时候患者彻底切除胆囊癌的机会就非常少了，也就是医生所说的不能根治性切除胆囊癌了，即使手术切除了癌肿，治疗效果也不理想，病人大多都难以长时间存活。

## 二、胆囊癌能预防吗？

胆囊癌既然不容易早期发现，更应早期预防。胆囊癌的发病原因有哪些？哪些人容易得胆囊癌呢？有什么预防措施吗？医生常常被问到上述一连串儿的问题。

医生在胆囊癌手术中发现了一个现象，那就是绝大多数胆囊癌病人的胆囊里边都有胆囊结石，而且胆囊结石在病人体内都已经很长时间了，几年甚至是一二十年，结石的个头也都比较大。胆囊结石对胆囊长时期的摩擦、刺激，胆囊黏膜一次次地受到损伤，损伤后的胆囊黏膜会自然的修复、愈合；如此一来，胆囊黏膜不断地重复着损伤、修复，再损伤、再修复这样一个过程；这样胆囊黏膜细胞就发生了不同于原来细胞形态的异型增生，随着病人年龄的增加，这些"异型增生"发生癌变的危险性就大大增高了。

还有一种情况是，胆囊内出现了息肉，息肉越长越大，随着患者年龄的

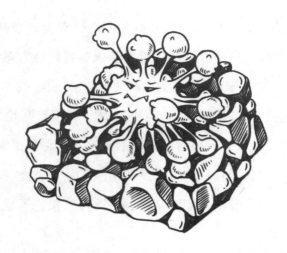

增加，息肉癌变的概率就增加了。国内外医生经过很多年的临床实践，发现50岁以上的女性如果胆囊结石的病史超过了5年，有直径在2 cm以上的大的结石，就悄然进入了胆囊癌患者的"后备军"。患者应该及时到医院看医生，如果医生告诉您的胆囊已经萎缩、胆囊壁明显地增厚，胆囊已经失去了它的功能，您就要痛下决心，让医生去除您的心腹大患，切除胆囊。

## 三、医生是怎么检查出胆囊癌的呢?

来到医院，胆囊疾病的患者应该做哪些检查呢? 毫无疑问是首选B超，它价格便宜，对病人没有任何的损伤，而且又可以反复检查。有经验的医生，用超声检查胆囊癌诊断率是很高的。当然更先进的检查也是很有必要的，例如：CT、磁共振胰胆管造影（MRCP）以及内镜逆行胰胆管造影（ERCP）或经皮肝穿刺胆管造影（PTC）等检查。通过这些检查，医生可以评估胆囊癌病变范围，决定手术的方式，也能够判断患者预后的好坏。

## 四、抽血能检查出胆囊癌吗?

　　我们知道检查血液中的某些物质，比如甲胎蛋白，就可以初步判断患者是不是得了肝癌，患者能不能通过简单的抽血就可以检查出胆囊癌呢? 很遗憾，目前医生还没有找到一个通过简单的抽血检查就能诊断胆囊癌的方法。

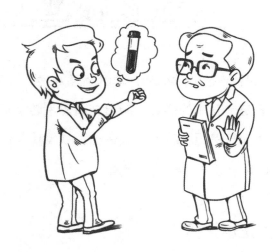

## 五、保胆取石有什么好处?

　　既然胆囊结石、胆囊炎已经被确认为是胆囊癌的高危因素，如果从胆囊内取出结石是否可以减少胆囊癌的发生呢? 医生可以通过口服溶石药物，如牛磺熊去氧胆酸，溶解胆固醇结石，但溶解结石非一日之功，服药需要半年或更多时间，大多数患者不能长期坚持，完全溶解掉胆囊结石的毕竟是少数，

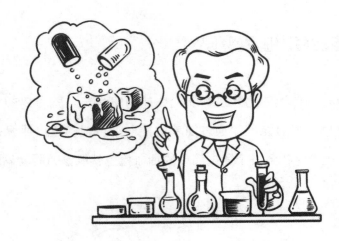

所以医生只是推荐结石直径小于 2 cm，年龄超过 60 岁，不适宜手术的胆囊结石患者试用。胆囊是个有用的器官，胆囊结石患者随意切除胆囊是不可取的治疗方法；有选择地行保胆取石术，创伤小，恢复快，既去除了结石，又保住了胆囊，可以说是一个两全其美的选择。

## 六、胆囊癌如何正确治疗？

胆囊癌防不胜防，如果患了胆囊癌如何治疗才是最佳选择呢？虽然说目前胆囊癌患者根治性切除率低，但手术仍然被作为治疗胆囊癌唯一有效的手段。早期胆囊癌患者手术切除后，5 年生存率近年有了比较大的提升。中、晚期胆囊癌手术切除率低，有了肝转移，可以用射频消融技术，使残留的癌组织蛋白凝固、变性坏死，提高手术切除率，减少并发症。尽管医生努力切除了肿瘤，但中、晚期胆囊癌手术效果欠佳，应辅以其他综合治疗，如化疗、

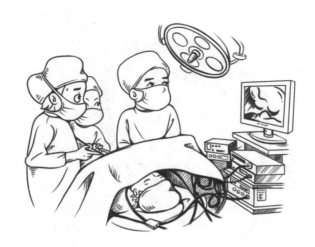

靶向治疗等。放疗对于胆囊癌也有肯定的治疗作用。中、晚期胆囊癌通过术中放疗或术后体外照射，也可以杀灭残留的癌组织，延长患者的生命。靶向治疗是近年新开展的治疗方法，中、晚期胆囊癌化疗联合靶向治疗，可以克服化疗的毒副作用及提高癌症患者的生活质量，提高治疗效果。

## 七、胆囊癌的靶向治疗是怎么一回事?

我们知道大多数恶性肿瘤化疗的疗效并不太高，胆囊癌也大致如此。即使最初对化疗有效的患者，最终也会因对药物产生耐药而出现复发。所以说化疗不能使胆囊癌患者长时间存活。在化疗过程中，化疗药物本身有诸多的缺点和毒副作用，甚至由于出现某些严重的不良反应而被迫停止化疗。为了减少化疗药物的耐药，提高癌症治疗疗效，并克服化疗的毒副作用及提高癌症患者的生活质量，科学家采用了靶向治疗。也就是说，医生通过靶向治疗

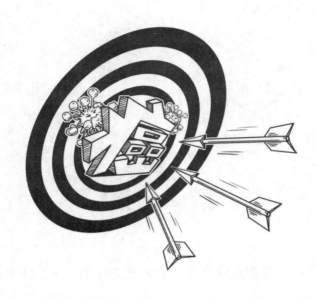

药物可以选择性地阻断肿瘤的生长及侵袭，而对正常组织不起作用。靶向治疗应与化疗药物联合应用，这样才能提高治疗的效果。胆囊癌预后差，因而早预防、早发现、早治疗尤为重要。

# 中药在内镜微创保胆手术治疗胆囊结石中应用专家共识（2016 版）

## 中国医师协会内镜医师分会微创保胆委员会

（专家组组长：刘京山　成员：张静喆　李月廷　朱星屹

胡　海　杨玉龙　刘衍民　田伏洲　张宝善）

## 一、胆囊的作用及内镜微创保胆取石术背景

胆囊是人体重要的器官之一，具有贮存和浓缩胆汁的功能，还有复杂的化学和免疫功能。肝产生的胆汁在胆囊内贮存和浓缩，在进食后，胆囊受激素调节，排出胆汁，而胆汁对食物脂肪的消化和吸收具有重要意义。

胆囊结石是一种常见病、多发病。我国胆囊结石的发病率达 8%～10%，且随着年龄的增长，发病率呈进行性上升趋势。任何影响胆固醇与胆汁酸浓度比例改变和造成胆汁淤滞的因素都可能导致结石形成。胆囊结石的成分为胆固醇或以胆固醇为主的混合性结石和胆色素结石。常见临床表现为胆绞痛、上腹隐痛、胆囊积液、黄疸等。

胆囊结石常以切除胆囊来进行治疗，且人们认为切除胆囊，对人体整体

功能影响不大。其理由：①胆汁可以直接排入肠道参与消化功能；②机体消化功能可通过代偿而适应。但是事实却并非如此。切除胆囊后，常会引起消化不良、反流性胃炎及胆囊切除术后综合征，可增加胆总管结石及结肠癌的发生率；胆囊切除术有一定胆管损伤的概率。

随着对胆囊功能的逐渐重视及现代医疗技术的提高，内镜微创保胆取石术越来越受到人们的重视。内镜微创保胆取石术在胆道镜的直视下取出胆囊结石，既保留胆囊及其功能，又取净结石，消除了临床症状，维护了人体的正常生理功能。

但和胆囊切除术一样，在胆囊急性炎症、胆囊壁水肿的情况下，内镜微创保胆取石术操作难度加大，术后胆漏风险增大。《内镜微创保胆手术指南（2015 版）》明确将胆囊壁厚度大于 5 mm 作为手术相对禁忌证。胆囊炎急性发作后胆囊壁的炎症水肿可逐渐消退，通常需 1 个月左右，而恢复过程中，若患者胆囊炎再次发作，则恢复时间更长。如何经适当的治疗，预防胆绞痛反复发作，加快胆囊炎症水肿的吸收恢复过程，从而为内镜微创保胆手术创造条件，是目前临床亟待解决的问题之一。

内镜微创保胆取石术后常需要口服一些调节肝分泌胆汁成分或调节胆囊功能的药物来预防结石的复发。寻求更有效的预防结石复发的方案，是目前临床亟待解决的另一个问题。

目前除牛磺熊去氧胆酸等化学药物外，中药胆宁片亦发现有良好作用。

## 二、胆宁片的药效、药理和安全性

胆宁片（国药准字 Z10910040，上海和黄药业生产，0.36 g/片）是根据中医"胆病从肝论治"的理论，结合现代药理和临床研究而研发成功的中成药制剂。

1. 胆宁片的药效

胆宁片组方由大黄、虎杖、青皮、陈皮、郁金、山楂、白茅根七味药组成，具有疏肝利胆、清热通下的作用。用于肝郁气滞、湿热未清所致的右上腹隐隐作痛、食入作胀、胃纳不香、嗳气、便秘以及慢性胆囊炎、胆石症见上述证候者。

2. 胆宁片的药理作用

胆宁片具有利胆、消炎、防石、抗肝脂肪变性的作用。在临床上广泛应用于慢性胆囊炎、胆石症、非酒精性脂肪肝等的治疗。

（1）利胆：动物实验显示，胆宁片能显著提高肝 Na-K-ATP 酶活性，增强肝细胞膜钠泵功能，提高胆汁中胆汁酸含量，使肝细胞分泌胆汁量增加，具有促进胆汁分泌的利胆作用。

（2）消炎：通过对模型肝胆组织的病理与超微结构的电镜观察，发现胆宁片能使豚鼠胆囊炎症减轻，胆囊上皮细胞基本恢复正常，细胞吞饮活动增强，胆囊上皮功能增强。

（3）防石：研究证实，胆宁片能够有效地调节胆汁中胆固醇、磷脂和总胆盐的含量及比例，从而抑制胆石形成。胆汁中促成核因子的增加或者促成核因子与抑制成核因子间比例失调是胆固醇性结石形成的关键，33.5kDa 泡蛋白是迄今为止文献报道中最具病理学意义的促成核因子。胆宁片能降低血清和胆汁中的 33.5kDa 泡蛋白的含量，改变胆汁中胆固醇的成石趋势，具有预防胆固醇性结石的作用。动物实验证实，胆宁片对胆固醇结石的形成具有显著的抑制作用，并且优于熊去氧胆酸。

动物实验证实，胆宁片能明显降低肝、胆汁中 β- 葡萄糖醛酸酶的活力，降低胆汁中游离胆红素和钙离子含量，从而逆转成石趋势，使实验动物成石率由 86.66% 下降至 28.66%（ $P<0.01$ ），具有预防胆色素型结石形成的作用。

（4）抗肝脂肪变性：胆宁片能使变性的肝细胞超微结构恢复正常，肝的脂肪变性率由 92.31% 下降至 35.72%（ $P<0.01$ ），有非常明显的抗脂变能力，其可能机制之一是通过提高肝超氧化物歧化酶的活力，降低过氧化脂质，减少分子间的聚合反应。动物实验表明，胆宁片对肝损伤具有明显的保护作用。

3. 胆宁片的安全性

在小鼠急性毒性实验中，小鼠单次口服胆宁片的最大给药量为 15.2 g/kg（约为人每公斤体重日常用剂量的 169 倍）时，未观察到明显的毒性反应。

在大鼠长期毒性实验（用药 6 个月）中，未观察到毒性作用剂量为 1.35 g/kg，相当于人每公斤体重临床日常用量的 15 倍。

胆宁片上市 20 多年以来，进行了大量的安全性研究，证实了长期应用胆宁片的安全性。

## 三、胆宁片在内镜微创保胆取石术前及术后的应用

1. 胆宁片在内镜微创保胆取石术前的应用

（1）控制胆囊结石及慢性胆囊炎症状，减少急性胆囊炎及胆绞痛的风险。

对于胆囊结石伴慢性胆囊炎患者，术前应用胆宁片治疗，能够显著控制右上腹隐痛、腹胀等症状。胆宁片能够舒张胆道及 Oddi 括约肌，预防胆绞痛的发作。

（2）加快急性胆囊炎患者胆囊炎症水肿的消退。

急性胆囊炎患者胆囊炎症水肿，属保胆手术的禁忌证。胆宁片的应用可减轻胆囊炎症水肿，加快胆囊水肿的消退，使部分无保胆手术适应证的急性胆囊炎患者的胆囊炎症水肿减轻，具备了内镜微创保胆取石术的适应证。

2. 胆宁片在内镜微创保胆取石术后的短期应用

（1）松弛胆道括约肌，预防胆绞痛及胆漏。

胆宁片具有松弛胆道括约肌及 Oddi 括约肌的疗效，内镜微创保胆取石术后应用胆宁片，有助于减低胆道压力，防止胆囊过度的强烈收缩引起胆漏，预防胆绞痛的发生。

（2）加快术后胆囊创伤性炎症的恢复，促进术后胆囊功能的恢复。

无论是开腹的还是腹腔镜下的内镜微创保胆取石术，均需切开胆囊，取净结石后缝合胆囊。术后胆囊短期内必然会出现创伤性炎症。胆宁片的应用，有利于减轻胆囊的炎症水肿，进而加快了胆囊的愈合过程。

内镜微创保胆取石术后短期内胆囊功能尚未完全恢复，一些患者 B 超显

示胆囊内胆汁黏稠，絮状物沉积，出现类似胆囊切除术后综合征的症状，术前及术后应用胆宁片，有助于控制上述症状。

3. 胆宁片在内镜微创保胆取石术后的长期应用，预防结石复发

文献报道胆宁片对胆固醇结石及胆色素结石的形成具有抑制作用，保胆取石术后长期应用胆宁片可起到降低结石复发率的作用。

## 四、胆宁片在内镜微创保胆取石术治疗胆囊结石中应用的建议

术前、术后应用胆宁片对胆囊结石及急、慢性胆囊炎均有一定的治疗作用，能够提高内镜微创保胆取石术的成功率。胆宁片为复方中药制剂，应用胆宁片需辨证施治。胆宁片主要用于肝郁气滞、湿热未清的胆石症、胆囊炎患者。

内镜微创保胆取石术前应用胆宁片，建议应用 1～3 个月，至临床症状、体征和影像学随访复查提示适宜手术时。术后短期应用，一般建议服药 3～6 个月。需术后长期用药者，则建议至少服用胆宁片 9 个月以上。

胆宁片具有清热通下的作用，部分患者应用胆宁片可出现大便次数增多，甚至腹泻。故胆宁片用量应个体化。若患者平时大便干燥、舌苔黄腻，可直接应用处方最高剂量，1.8 g，3 次／日。若患者平时大便正常，可先应用 1.08 g，3 次／日，然后根据大便情况，逐渐加量。